DES BONS EFFETS

DE

L'OPIUM A HAUTE DOSE.

DES BONS EFFETS

DE

L'OPIUM A HAUTE DOSE

CONTRE

UNE DES FORMES LES PLUS REBELLES

DES ULCÉRATIONS SIPHYLITIQUES,

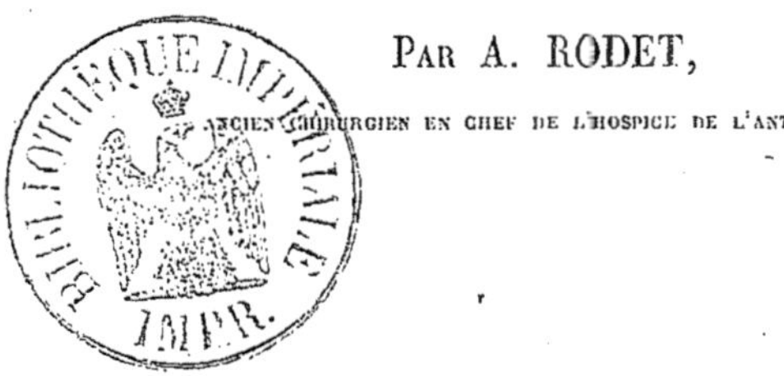

Par A. RODET,

ANCIEN CHIRURGIEN EN CHEF DE L'HOSPICE DE L'ANTIQUAILLE.

LYON

IMPRIMERIE D'AIMÉ VINGTRINIER

QUAI SAINT-ANTOINE, 36

1856

DES BONS

EFFETS DE L'OPIUM A HAUTE DOSE

CONTRE

UNE DES FORMES LES PLUS REBELLES

DES ULCÉRATIONS SYPHILITIQUES.

Lorsqu'on eut découvert les propriétés antisyphilitiques du mercure on l'administra sans règle et sans discernement contre tous les accidents qui étaient ou que l'on croyait être le résultat du virus syphilitique. Les accidents primitifs, aussi bien que ceux qui trahissent l'infection de l'économie entière, furent combattus par ce remède puissant mais terrible. En vain Jean de Vigo distingua-t-il les maladies vénériennes en *confirmées* et en *non confirmées*. En vain s'efforça-t-il de démontrer que les premières seules réclament l'emploi du mercure. Ses sages préceptes ne furent pas adoptés et l'on continua à considérer le mercure comme le spécifique de tous les accidents réputés vénériens. Cette pratique dut avoir pour résultat de faire paraître impuissant, dans beaucoup de cas, un remède que l'on qualifiait d'héroïque; et si l'on réfléchit que, dans les cas où il était réellement indiqué, on le donnait, presque toujours, pendant un temps insuffisant et à doses trop faibles ou trop fortes, on comprendra aisément, d'une part, qu'il ait rarement procuré des guérisons définitives, et, d'une autre part, qu'il ait souvent donné lieu à des accidents formidables dont plusieurs auteurs contemporains nous ont laissé de saisissantes descriptions. Ainsi s'explique l'horreur profonde que ce remède inspira de bonne heure et qui devint bientôt universelle. Cette horreur, que partagèrent les meilleurs esprits, fit la fortune d'un grand nombre de substances fort peu efficaces, telles que le gaïac, la salsepareille, la squine, le sassafras, le daphne mezereum, etc. C'est à elle aussi, sans doute, qu'il faut principalement attribuer la vogue passagère qu'obtint l'opium dans le dernier quart du XVIIIe siècle. Mais le hasard vint admirablement seconder ces dispositions favorables.

Un jeune homme, tourmenté nuit et jour par des souffrances atroces que lui causaient des ulcères syphilitiques situés sur la main, sur la tête et dans les fosses nasales, voulut se donner la mort et avala, pour mettre un terme à ses maux, un demi gros d'opium délayé dans du vin d'Alicante. Vingt-quatre heures après il se réveilla d'un sommeil calme et profond, tout étonné de vivre encore, et, comme ce remède avait atténué ses souffrances, il se décida à le continuer. Sous son influence les douleurs cessèrent complètement et les ulcères se cicatrisèrent pour ne plus se rouvrir.

Ce fait remarquable, rapporté dans un ouvrage de botanique de Simon Pauli, qui parut en 1661, resta à peu près ignoré. Il n'en fut pas de même du fait suivant qui se produisit un peu plus d'un siècle plus tard :

Un étudiant en médecine de Londres, atteint depuis longtemps d'ulcères syphilitiques de très-mauvais caractère, se mit à l'usage de l'opium, non dans l'espoir de se guérir, mais pour calmer ses souffrances et pour faire cesser une insomnie opiniâtre qui minait ses forces et le plongeait dans le désespoir. Ces ulcères avaient résisté à un traitement mercuriel complet. L'opium, pris à dose graduellement accrue, calma les souffrances, rappela le sommeil, rétablit les forces et améliora l'état des ulcères qui ne tardèrent pas à se cicatriser.

Swediaur, en rapportant ce fait, ajoute que le docteur Nooth, qui était alors inspecteur des hôpitaux militaires anglais, en Amérique, et qui avait été frappé de ce résultat, conseilla de faire de nouveaux essais avec ce remède. On choisit donc, autant que possible, des malades affectés de symptômes semblables à ceux du jeune étudiant de Londres. On leur administra l'opium à dose croissante, depuis 5 centigrammes jusqu'à 50 ou 75 centigrammes. L'amélioration fut rapide et les malades furent délivrés beaucoup plus tôt qu'on n'aurait pu l'espérer, de tous leurs symptômes syphilitiques et guéris radicalement de leurs ulcères.

D'autres faits semblables, observés presque en même temps en Amérique, en Angleterre et en Allemagne, enflammèrent l'enthousiasme d'un grand nombre de médecins parmi lesquels on peut citer Cullen, Tode, Delius, Franck et un grand nombre d'autres, de sorte que l'opium parut, pour un moment, être devenu le seul et véritable spécifique de la syphilis, et avoir détrôné pour toujours le mercure.

L'opium fut alors employé à dose élevée, dans tous les

pays , par un très-grand nombre de praticiens, et l'on ne tarda pas à reconnaître qu'il ne réalisait pas les espérances qu'il avait fait concevoir. Les expérimentateurs conclurent :

1° Que ce remède , uni au mercure pour combattre les ulcères malins syphilitiques , agit comme un puissant auxiliaire ;

2° Qu'il guérit souvent des ulcères de ce genre lorsque le mercure a été déjà vainement employé ;

3° Qu'il peut améliorer , mais non guérir ces ulcères , lorsqu'il est donné seul et que le mercure n'a pas encore été administré ;

4° Enfin , qu'il est très-propre à calmer l'inflammation qui complique les accidents syphilitiques.

J'ai employé l'opium un assez grand nombre de fois et j'ai cherché à déterminer les effets qu'il produit dans les différentes espèces d'accidents syphilitiques. De ces observations il résulte que c'est bien à tort qu'on a voulu en faire un succédané du mercure. En général , au contraire, il m'a paru d'autant plus efficace que le mercure l'est moins, et *vice versa.* Ainsi , dans la syphilis constitutionnelle , il n'est utile que comme correctif des spécifiques puissants auxquels on l'associe, et il ne doit être employé alors qu'à très-petite dose. Donné seul dans ces cas et à dose élevée, non seulement il ne produirait aucun effet curatif , mais encore il pourrait donner lieu à des accidents graves en favorisant les congestions cérébrales qui ont déjà de la tendance à se produire sous l'influence de l'infection syphilitique.

Il en est de même dans les cas de chancres indurés sur lesquels le mercure exerce une action si évidente.

Si les chancres, au lieu d'être indurés, ont une tendance au phagédénisme, s'ils sont irrités et douloureux, le mercure doit être sévèrement banni, parce qu'il n'y a aucun résultat favorable à attendre de ses effets sur l'état général, et parce que son action locale exaspère ces ulcères et augmente leur tendance au phagédénisme. L'opium, au contraire, est toujours utile dans ce cas, en calmant la douleur, en apaisant l'irritation et en modifiant avantageusement la suppuration.

Mais le cas dans lequel ce médicament produit des effets vraiment remarquables et où il agit en quelque sorte comme un spécifique, est celui où il existe des ulcères syphilitiques phagédéniques et serpigineux. Ces ulcères, heureusement, sont assez rares, et l'on n'en trouve dans aucun auteur une description complète et satisfaisante. Ils succèdent ordinairement à un bubon virulent ; du moins, presque tous ceux que j'ai observés avaient eu ce point de départ. Le bubon s'ouvre, verse un pus sanieux et se vide. Son fond est grisâtre, pultacé et inégal. Ses bords sont élevés, très-irrégulièrement découpés et profondément décollés, de sorte que l'ulcère est toujours beaucoup plus grand qu'il ne paraît à première vue. Si l'on relève ces bords, on trouve dans plusieurs points des cavités anfractueuses irrégulièrement disposées. Ces cavités sont remplies d'un pus sanieux et de débris organiques ; elles sont le résultat d'une érosion chancreuse qui paraît agir en détruisant les tissus circulairement, autour de plusieurs centres partiels. Il résulte de là que la marche générale de l'ulcération consiste à s'étendre du centre à la circonférence, et que ses bords sont formés par des ulcérations partielles, en forme de demi-cercle, qui ont chacune un centre particulier et qui s'étendent aussi de ce centre à sa circonférence.

Ces ulcérations partielles ne s'étendent pas uniformément ; les unes marchent beaucoup plus rapidement que les autres, ce qui donne à l'ulcère principal une forme toujours irrégulière. Elles ne se bornent pas à détruire les tissus sous-cutanés ; elles rongent aussi la peau par sa face profonde, l'amincissent de plus en plus et finissent par la faire disparaître. Quelquefois c'est le bord libre de la peau qui disparaît le premier ; d'autres fois c'est la partie qui répond au cul-de-sac du petit ulcère, de sorte que l'on voit alors, sur la circonférance de l'ulcère principal, un ou plusieurs petits ulcères à bords déchiquetés et renversés, qui ressemblent à des pustules chancreuses développées accidentellement autour de cet ulcère. Ces sortes de pustules, une fois ouvertes, ne cessent de s'agrandir jusqu'à ce que la peau qui les sépare du grand ulcère ait été complètement dédruite. Mais à mesure que ces petits ulcères viennent se confondre avec l'ulcération principale, d'autres ulcérations partielles se produisent par le même mécanisme. A celles-ci en succèdent de nouvelles et ainsi de suite, pendant un temps indéfini. On voit ainsi des ulcérations de ce genre persister pendant plusieurs années, labourer de vastes régions, s'étendre de la région inguinale sur la partie supérieure de la cuisse, sur l'hypogastre, sur les bourses, sur le périnée, sur la fesse et quelquefois jusque sur la région sacro-lombaire. — Leur forme est ordinairement d'autant plus irrégulière qu'ils sont plus étendus ; ils présentent des angles saillants , plus ou moins aigus , des angles rentrants , des lignes sinueuses et bizarres que l'on ne saurait comparer plus exactement qu'aux lignes que présentent les rivages de certaines mers sur les cartes géographiques.

Lorsque ces ulcères deviennent anciens, il se forme des cicatrices sur les parties primitivement atteintes , et ces cicatrices s'avancent progressivement à mesure que l'ulcération fait des progrès dans les parties nouvellement affectées , d'où résulte un déplacement, un véritable cheminement de l'ulcère.

Quelquefois il se forme sur plusieurs points des cicatrices partielles qui ressemblent à des espèces d'îles ; mais ces cicatrices ne sont pas toujours respectées par l'ulcération qui revient par fois en arrière et détruit de nouveau ces produits d'un travail réparateur imparfait.

En général, leur surface est violacée et formée par des tissus molasses et dépourvus de vitalité. Leurs bords sont toujours plus irrités que leur centre. Ils saignent facilement , sont sensibles au moindre contact et sont le siége d'une douleur quelquefois aiguë , d'autres fois sourde, mais toujours incessante.

Les ulcérations que je viens de décrire fournissent un pus inoculable tant qu'elles sont en voie de progrès, quel que soient d'ailleurs leur âge ou leur durée. Elles ne perdent cette propriété que lorsqu'elles se couvrent de bourgeons vasculaires, qu'elles opèrent leur mouvement de retraite et que l'on observe sur leur surface des phéno- mènes de réparation.

Ces ulcérations, quelles que soient leur étendue et leur durée, n'infectent jamais la constitution, c'est-à-dire qu'elles ne donnent jamais lieu à la syphilis constitution- nelle. Mais les malades qui en sont atteints s'affaiblissent peu à peu, s'épuisent et finissent ordinairement par tom- ber dans le marasme, dans le découragement et quelque- fois dans le désespoir. Leurs fonctions semblent s'accom- plir d'une manière à peu près normale ; cependant, l'ap- pétit est ordinairement faible, la digestion est imparfaite, le sommeil est léger et interrompu et, enfin, la peau est plus sèche que dans l'état ordinaire et prend une teinte plombée et terreuse.

Je ne connais pas d'accident syphilitique aussi tenace et aussi rebelle à la plupart des agents thérapeutiques que ces ulcérations phagédéniques et serpigineuses. J'ai es- sayé, pour les combattre, un très-grand nombre de moyens, sans obtenir de résultat satisfaisant. Le cyanure de potassium est celui dont j'eus le plus à me louer avant que j'eusse employé l'opium à haute dose. Il ne put ja- mais amener la guérison de ces ulcères, mais il produisit des améliorations très-notables, ce que je n'avais pu ob- tenir par aucun des autres moyens.

L'iodure de potassium est complètement impuissant dans ces cas et ceux qui croient à son efficacité confondent ces ulcères qui sont toujours primitifs, avec d'autres ulcéra- tions serpigineuses qui ont beaucoup de ressemblance avec elles et qui se développent sous l'influence d'une infection syphilitique générale parvenue à la période tertiaire.

Quant au mercure, il est plus qu'impuissant ; il est nuisible et doit être rejeté. Cependant M. Vidal, de Cassis, ayant publié récemment quelques cas de guérison d'ulcères analogues par l'application des bandelettes de sparadrap de Vigo, j'ai dû craindre d'avoir trop précipité mon jugement. En conséquence j'ai fait appliquer cet emplâtre sur un ulcère de ce genre, et, je le dis avec regret, en peu de temps ses effets nuisibles ont été des plus manifestes.

Lorsque les ulcères ont franchement la forme et la marche que je viens de décrire, l'opium exerce sur eux l'influence la plus heureuse. Dans des cas moins tranchés il est encore utile, mais son efficacité n'est pas aussi complète.

Pour que ce remède produise des effets salutaires il faut donc choisir les cas qui rentrent dans sa sphère d'action. Il faut en outre qu'il soit administré suivant certaines règles et avec certaines précautions que je ferai connaître après avoir cité quelques observations qui prouvent son efficacité.

Obs. i. — François Jacquand, cloutier, âgé de 28 ans, de Saint-Martin (Loire), entra à l'Antiquaille le 8 avril 1850, pour se faire traiter d'un ulcère phagédénique serpigineux qui occupait toute la région inguinale gauche et s'étendait le long du pli génito-crural jusqu'au-dessous du scrotum. Six mois auparavant ce malade avait contracté sur la verge un chancre qui s'accompagna d'un bubon de l'aîne gauche et qui était actuellement cicatrisé. Quatre mois avant son entrée à l'hôpital ce bubon s'ouvrit spontanément, s'ulcéra, et malgré les quelques moyens qu'il mit en usage, l'ulcération s'étendit et devint serpigineuse. Le malade ne présente aucun autre symptôme syphilitique. Il jouit d'une assez bonne santé ; cependant il est un peu faible et un peu plus maigre qu'à l'ordinaire.

Depuis le jour de son entrée jusqu'au 13 septembre, c'est-à-dire, pendant une durée de plus de cinq mois, je mis successivement en usage les tisanes dépuratives, le sirop de Boutigny, la liqueur de Fowler, les toniques, les purgatifs, les bains de sublimé, les bains sulfureux, les pansements avec la ratanhia, le jus de citron, le calomel, les solutions iodurées, les cautérisations avec la poudre de Rousselot, etc., etc., et l'ulcère, au lieu de s'amender, ne fit que s'étendre davantage, en gagnant la partie supérieure de la cuisse et une portion de l'hypogastre.

Le 13 septembre je voulus m'assurer si cet ulcère qui continuait à ronger les tissus et à s'étendre malgré tous les moyens qu'on lui opposait, n'était pas encore virulent. Je pris du pus sur différents points de sa surface et je l'inoculai sur une cuisse, en ayant la précaution de garantir la piqûre de tout contact avec les objets extérieurs.

16 septembre. Il existe sur le point inoculé une petite pustule chancreuse, au-dessous de laquelle se trouve un petit ulcère taillé à pic. — Je prends le pus de cette pustule et je l'inocule sur la même cuisse, en prenant les mêmes précautions pour garantir la piqûre.

18. La deuxième inoculation a produit aussi une pustule caractéristique.

Je cautérise les deux piqûres avec un petit fragment de nitrate d'argent fondu.

20. Je fais une piqûre sur un autre point de la cuisse avec une lancette propre.

23. La troisième piqûre n'a rien produit. La cautérisation a arrêté les deux inoculations et les a transformées en plaies simples qui marchent rapidement vers la cicatrisation.

La nature virulente de l'ulcère était bien constatée, il s'agissait de savoir ce qu'il convenait de faire pour ramener cet ulcère à l'état de plaie simple et le faire cicatriser. La pâte de Rousselot que j'avais déjà employée, m'avait paru modifier assez avantageusement son fond et ses bords. Je la mis donc encore en usage, mais je reconnus bientôt qu'elle était impuissante et que l'amélioration qu'elle produisait n'était qu'apparente, ou de très-courte durée. J'essayai alors de le panser avec une solution de sublimé corrosif dans de l'eau distillée, mais ce pansement ne fit que l'irriter. C'est alors que j'eus l'idée d'essayer l'opium à dose progressive.

Le 9 novembre, sept mois après son entrée, onze mois après l'ouverture spontanée du bubon, et treize mois après le chancre qui avait été le point de départ de tous les accidents, je prescrivis dix centigrammes d'extrait gommeux d'opium, en deux pilules, à prendre une le matin et une le soir. — Pansement avec de la charpie sèche.

Le 11, la dose est portée à 0,15, pour trois pilules.

Le 13, elle est portée à 0,20 et le 15, à 0,30.

Le 21, les bords de l'ulcère commencent à s'affaisser et à se cicatriser. Son fond prend un meilleur aspect. Le malade ne souffre plus. Il ne dort que six heures par nuit. Pas de constipation. — La dose de l'extrait thébaïque sera portée à 0,40.

Le 25, cette dose est portée à 0,60.

Le 29, la cicatrisation continue à faire des progrès, et le sommeil n'augmente pas.

6 décembre, l'ulcère se rétrécit de plus en plus. La cicatrisation marche sur tous les points. Le malade dort sept heures par nuit. Point de céphalalgie. La dose de l'opium est élevée à 0,80.

Le 9, il se plaint d'avoir des nausées en mangeant. — Je lui fais donner 200 grammes de vin.

Le 11, les nausées ont disparu. — 300 grammes de vin. Pansement avec eau commune 100 et opium brut 1.

A partir de ce moment, la cicatrisation continue à faire des progrès, mais plus lentement que les premiers jours de ce traitement. Le malade se porte très-bien ; il dort paisiblement toute la nuit, l'appétit est bon, la digestion se fait bien, les selles sont faciles et les urines abondantes.

Le 22 janvier, j'élève la dose de l'opium à 0,90, pour l'abaisser, le 3 février, à 0,60.

Enfin, le 6 février, ce malade a repris tout son embonpoint et toutes ses forces ; son teint est devenu excellent. Toutes ses fonctions s'accomplissent d'une manière irréprochable. Son ulcère est complètement cicatrisé. Je lui donne son exeat pour le 8 ; mais, pour que la transition

ne soit pas trop brusque , je l'autorise à sortir pour quelques heures , le 7. Cette sortie devait lui être fatale. Pro-
fitant , ou plutôt, abusant de la liberté dont il avait été
privé depuis dix mois, il entra dans une auberge , mangea
un saucisson tout entier , et une énorme quantité de salade , but une grande quantité de vin , de la bière et de
l'eau-de-vie, etc. , et rentra dans sa salle de l'Antiquaille
pour mourir le lendemain d'une effroyable indigestion.

A l'autopsie , on trouva son estomac distendu outre
mesure , couvrant tous les viscères abdominaux et s'étendant jusqu'au pubis. Cet organe , dont les parois étaient
extrêmement minces , était rempli par une quantité prodi-
gieuse de liquide , au milieu duquel nageaient des mor-
ceaux de viande et de la salade à peine mâchés.

OBS. II. — Claude Coche , âgé de 38 ans , d'un tempérament sanguin et jouissant ordinairement d'une bonne
santé, entra à l'Antiquaille , une première fois , le 15 janvier 1849. Il était atteint d'une ulcération qui occupait le
pli de l'aine droite et s'étendait le long du pli génito-crural. Cette ulcération avait une étendue de cinq centimètres
dans un sens, environ, et de deux centimètres dans l'autre.
Elle avait une forme irrégulière. Son fond était d'une couleur gris-jaunâtre et comme recouvert d'une exsudation
pseudo-membraneuse. Ses bords étaient irrégulièrement
découpés , taillés à pic et renversés. Le pus qui s'en écou-
lait était sanieux et grisâtre.

Trois mois et demi avant son entrée ce malade avait
contracté une blennorrhagie qu'il négligea , et quelques

jours après il vit apparaître un bubon dans chaque région inguinale. Celui de gauche se termina par résolution ; celui de droite, au contraire, se ramollit, s'ulcéra, s'étendit peu à peu et dégénéra en ulcère chancreux phagédénique et serpigineux.

Ce malade affirma d'abord n'avoir jamais eu de chancre, mais une cicatrice bien évidente qui existait sur le côté gauche du prépuce, près du sillon balanique, lui fit avouer qu'il avait aperçu, dans ce point, une écorchure qui était survenue en même temps que sa blennorrhagie et qui était guérie sans traitement.

J'employai successivement, pour combattre cet ulcère, des pansements avec une solution concentrée de nitrate d'argent, avec de la teinture d'aloès, avec de l'eau phagédénique, avec du vin aromatique, avec une solution iodurée, avec de la poudre de calomélas, avec des pommades d'extrait de belladone et de jus de citron, etc. Je cautérisai les bords avec du chlorure d'or acide. Je fis prendre des bains de sublimé corrosif, à faible dose ; je ne prescrivis d'abord, pour l'intérieur, que des boissons toniques et dépuratives ; puis voyant que l'ulcère faisait des progrès, j'essayai le mercure que je portai même à une assez forte dose, et, ce moyen n'ayant pas réussi, j'essayai l'iodure de potassium qui ne réussit pas mieux. Enfin, le 31 juillet, six mois et demi après son entrée, l'ulcère s'était étendu lentement, mais d'une manière incessante, en dépit de tous les moyens que j'avais employés. Il avait labouré le pli génito-crural et le scrotum du côté droit, avait rongé toute la peau de la région pubienne et avait envahi une partie de l'aine du côté opposé, en même temps que les parties primitivement atteintes s'étaient couvertes de cicatrices déprimées. Ce jour-là le malade, découragé par l'insuccès complet de son traitement, demanda à quitter l'Antiquaille.

Le 11 septembre suivant il rentra pour se remettre en traitement. J'essayai encore un grand nombre de moyens qui ne réussirent pas mieux que les premiers. Un seul produisit de l'amendement. Ce fut le cyanure de potassium employé, extérieurement, en dissolution dans de l'eau distillée, à la dose de 1 gramme sur 100. Ce pansement rendit ces ulcères moins sordides, affaissa un peu leurs bords et amena la cicatrisation dans un bon nombre de points. Mais à mesure que la réparation s'opérait dans un sens, l'ulcération s'étendait encore un peu dans un autre; de sorte que ce moyen, quoiqu'agissant d'une manière favorable, était encore insuffisant. Peut-être, cependant, aurait-il pu, à la longue, amener la cicatrisation complète de l'ulcération, si l'état général du malade ne m'avait pas forcé à interrompre toute médication, un an après sa rentrée. Sa maigreur extrême, la pâleur de sa figure, sa faiblesse qui allait toujours en augmentant et qui déjà lui permettait à peine de se tenir debout, tout cela me parut nécessiter son exeat, afin de lui faire respirer un air plus pur et plus vivifiant que celui de l'hôpital.

Le 13 février 1851, cinq mois environ après sa deuxième sortie, ce malade rentre encore une fois à l'Antiquaille. L'aine droite, le scrotum, le périnée, les fesses, etc., sont couverts de larges cicatrices irrégulières. L'ulcération ser pigineuse se voit encore sur le pubis, dans la région coccygienne et sur la fesse gauche. Elle a donc continué sa marche envahissante, en conservant toujours ses caractères primitifs. Elle ressemble parfaitement à certaines syphilides serpigineuses.

Le 14 février, lendemain de sa rentrée, je prends un peu de pus sur les bords de cette ulcération et je l'inocule sur une cuisse, au moyen d'une lancette. La piqûre est ensuite recouverte et abritée contre tout contact extérieur.

17. La piqûre a produit une pustule chancreuse très-caractérisée. L'ulcère est donc encore virulent, deux ans et un mois après la première entrée du malade et deux ans et quatre mois et demi après le début de la maladie. Il est donc analogue à celui de François Jacquand, ce qui permet de croire que le même traitement pourra le guérir. M'appuyant sur ce raisonnement, j'arrête d'abord la piqûre d'inoculation par la cautérisation et je prescris : 1º 10 centigrammes d'extrait thébaïque par jour, en deux fois ; 2º de la tisane de saponaire et de réglisse et 3º du vin aromatique pour pansement.

19. Malgré l'opium il n'a dormi, comme à l'ordinaire, que quatre heures par nuit. — Je porte la dose de l'opium à 0,20 par jour et je fais donner 150 grammes de vin.

20. Le malade a dormi six heures et il a éprouvé de vives démangeaisons par le corps. — Pas de constipation.

24. L'ulcère prend un meilleur aspect et commence à se cicatriser. — On ne donnera plus que 0,15 d'extrait thébaïque par jour.

28. La cicatrisation fait des progrès rapides. L'appétit

a augmenté ; la digestion se fait bien ; le malade reprend des forces.

10 mars. La cicatrisation est presque complète. L'embonpoint reparaît — On ne donnera plus que 0,10 d'extrait thébaïque.

24 mars. L'ulcère est complètement cicatrisé. Les forces sont rétablies. La santé générale est parfaite. Cette fois, le malade quitte l'hôpital complètement guéri, après un troisième traitement qui n'a duré que trente-six jours.

Enfin, le 10 septembre 1852, ce malade entra à l'Antiquaille pour la quatrième fois. La cicatrisation de ses ulcères s'était parfaitement maintenue, mais il avait le corps couvert d'une syphilide exanthématique, et une grande quantité de plaques muqueuses garnissait le pourtour de l'anus, le scrotum et les plis génitaux-cruraux. Ces symptômes n'existaient que depuis trois semaines, au dire du malade, et ils avaient été précédés par un chancre qui siégeait sur le côté gauche du prépuce, qui est aujourd'hui cicatrisé, et dont le malade ne peut pas indiquer l'origine. Il déclare seulement qu'il ne s'en est aperçu que huit jours avant l'apparition des premières plaques muqueuses.

OBS. III. — Pierre Ménard, âgé de 28 ans, d'un tempérament lymphatique, entre à l'Antiquaille le 7 décembre 1850, pour un bubon phlegmoneux, du volume d'un œuf de poule, qui est situé à la partie interne de l'aine droite et s'étend un peu dans le pli génito-fémoral. Ce bubon n'est pas encore fluctuant. Il date de dix-huit jours et est survenu trois jours après des rapports sexuels que le malade a eu avec une fille publique. On ne trouve sur les organes génitaux, ni à l'anus, ni nulle part, aucun chancre , ni aucune cicatrice qui atteste qu'un chancre a existé dans ces parties.

Le 27 décembre, ce bubon étant parfaitement fluctuant, je l'ouvre avec une traînée de potasse caustique.

Le 30, je prends du pus dans les parties les plus profondes de ce bubon et je l'inocule sur une cuisse.

Le 3 janvier, l'inoculation n'a produit aucun résultat.

Le 6, le malade quitte l'hôpital sans être guéri.

Le 16 août suivant, il revient beaucoup plus malade que lors de sa sortie. A la place du bubon se trouve un ulcère profond , à bords irréguliers et renversés , occupant le pli de l'aine et s'étendant jusqu'au devant du scrotum.

Outre cet ulcère , il existe un petit chancre simple qui occupe l'un des côtés du frein de la verge , et sur l'origine duquel le malade ne donne aucun renseignement.

Prescription : Tisane de saponaire et de réglisse ; pansement avec un onguent composé de 15 grammes d'onguent basilicum et de 2 grammes de précipité rouge hydrargyrique.

25. Pas d'amélioration. On pansera les ulcères avec une solution de 0,60 de nitrate d'argent dans 20 grammes d'eau distillée.

6 octobre. Le chancre a perforé le frein. Je coupe avec des ciseaux la portion du frein qui n'a pas été détruite.

15. Les ulcères ne vont pas mieux. — Pansement avec l'onguent digestif.

10 novembre. Le chancre du frein est guéri. L'ulcère de

l'aine a fait des progrès. — J'inocule le pus de cet ulcère sur une cuisse et je recouvre soigneusement la piqûre.

13. L'inoculation a produit une pustule chancreuse très-caractérisée. — Je la cautérise avec un fragment de nitrate d'argent.

15. Je commence l'usage de l'opium par la dose de 0,05 en une pilule. — Vin aromatique pour pansement.

17. La dose de l'opium est portée à 0,10.

19. Le malade ne dort pas plus qu'à l'ordinaire. — Extrait thébaïque 0,15 en trois pilules. — 200 grammes de vin.

21. L'ulcère s'est un peu amélioré. Son fond est moins gris ; ses bords sont un peu plus affaissés.

Prescription : Extrait thébaïque 0,20 en 4 pilules. — 300 grammes de vin.

24. Extrait thébaïque 0,30. — 400 grammes de vin.

28. L'ulcère va beaucoup mieux. La cicatrisation marche rapidement. Le malade dort six ou sept heures par nuit. — Pas de constipation. — Extrait thébaïque 0,40. — 500 grammes de vin.

8 décembre. L'ulcère s'est encore amélioré. — Extrait thébaïque 0,50.

10. L'appétit a un peu diminué. Le malade éprouve des sueurs abondantes accompagnées de quelques malaises. — On portera la dose du vin à 600 grammes et l'on ne donnera plus que 0,40 d'extrait thébaïque.

12. Il est survenu un peu de constipation. Les sueurs sont toujours très-abondantes. — On abaissera la dose de l'extrait thébaïque à 0,30.

17. Tous les malaises ont disparu. L'ulcère est presque

tout cicatrisé. Un seul point paraît rester stationnaire et
l'opium n'exerce plus d'influence marquée sur ce point que
je cherche vainement à faire cicatriser en le saupoudrant
avec du calomélas, et en le touchant avec du nitrate acide
de mercure. Je cesse alors l'usage de l'opium que je re-
prends dix jours après, sans obtenir le moindre résultat
favorable. Puis, sous l'influence de l'opium, il survient de
la diarrhée qui persiste malgré la cessation de ce remède
et que j'arrête deux jours après, avec trois prises de 0,40
chacune d'ipécacuanha en poudre, données de demi-heure
en demi-heure.

Le 4 février, je prescris l'iodure de potassium que je
fais prendre à dose croissante jusqu'au 12 mars. Ce moyen
ayant aussi complètement échoué, je me décide alors à
exciser un lambeau de peau qui s'opposait à la cicatrisation, parce qu'il recouvrait une espèce de trajet fistuleux.
A partir de ce moment, la cicatrisation se fit, quoique
bien lentement, et le malade quitta l'hôpital le 26 avril
1852. Son traitement, depuis sa deuxième entrée, avait
duré huit mois environ ; mais l'opium avait produit tout
son effet dans l'espace de trente-deux jours (du 15 novembre au 17 décembre). Ce qui retarda la guérison, ce
fut un décollement fistuleux, complication contre laquelle
il m'est démontré maintenant que ce remède n'est doué
d'aucune efficacité.

OBS. IV. — Le nommé X...., commis-négociant, âgé de
27 ans, d'un tempérament sanguin, jouissant habituel-
lement d'une bonne santé, contracta un chancre en dé-

cembre 1853. Ce chancre ne dura que quinze jours , mais donna lieu à un bubon inguinal du côté gauche, qui se ramollit peu à peu et s'ouvrit spontanément après la cicatrisation du chancre. Malgré tous les remèdes que ce malade mit en usage son bubon s'élargit en rongeant les tissus dans divers sens.

Au mois de juin 1854 il vint me consulter. Il existait alors dans l'aine gauche un ulcère irrégulier, de quatre ou cinq centimètres de diamètre, dans lequel je reconnus tous les caractères du bubon virulent serpigineux. En conséquence, je lui prescrivis l'opium à dose croissante. Au lieu de suivre cette prescription, il retourna chez le médecin qui lui avait déjà donné des soins, lequel le mit à l'usage de l'iodure de potassium et traita l'ulcère en excitant et en cautérisant ses bords décollés. Le mal ayant fait de nouveaux progrès, il s'adressa à un médecin instruit et expérimenté qui employa tour à tour les toniques, l'iodure de potassium, les pansements avec le nitrate d'argent, avec l'onguent styrax, etc., et qui employa aussi, à plusieurs reprises, l'excision et la cautérisation. Malgré tous ces efforts l'ulcère n'en continua pas moins à faire des progrès.

Le 19 janvier 1855 il revint chez moi dans un état de découragement profond. Son ulcère, qui datait alors de treize mois environ, avait une étendue de 10 ou 12 centimètres de diamètre, dans un sens et de 18 ou 20 dans un autre sens. Il s'étendait un peu dans le pli génito-fémoral et occupait toute l'aine gauche, ainsi que la partie supérieure et antérieure de la région crurale et la partie inférieure de la paroi abdominale. Il avait tous les caractères que j'ai décri plus haut ; il était le siége de douleurs assez vives et rendait la marche, sinon impossible, du moins très-difficile. Le visage était pâle, amaigri, les forces avaient beaucoup diminué.

Prescription : extrait d'opium 0,10 par jour, en deux fois pendant trois jours ; 0,15 pendant trois autres jours et 0,20 les trois jours suivants. Tisane de saponaire, vin 350 grammes. Pansement avec vin aromatique 200 gram. et laudanum 8 gram.

29 janvier. Déjà un peu d'amélioration. — Même traitement. — On augmentera la dose de l'opium de 0,05 tous les trois jours.

Le 21 mars, il est arrivé à la dose de 0,80 d'extrait thébaïque par jour. Il va beaucoup mieux. L'ulcère s'est resserré dans tous les sens et cicatrisé presque partout. Il est indolore ; son fond est rempli de bourgeons charnus, excepté dans deux ou trois points ; ses bords sont recollés presque partout. L'appétit est bon, la physionomie est excellente, les forces sont en grande partie revenues. Depuis plus de quinze jours le malade va tous les jours de la Croix-Rousse, où il demeure, à son magasin qui est situé au centre de la ville.

Pendant toute la durée de ce traitement l'opium a été très-bien supporté ; il n'a produit ni constipation, ni nausées, ni pesanteur de tête. Jugeant que, arrivé à ce point, l'effet de l'opium devait être à peu près suffisant et que, grâce à l'impulsion donnée, la cicatrisation n'aurait plus de peine à s'achever, je prescrivis de diminuer les doses de 0,05 tous les cinq jours. L'amélioration continua à se faire, mais lentement, probablement parce que le malade, qui avait repris ses occupations habituelles, se livrait à un exercice trop considérable.

Le 11 mai, les portions de l'ulcère qui ont refusé de se cicatriser ont un fond de couleur blafarde. — Je les fais panser avec de l'onguent digestif. — La dose d'opium qu'il prend alors est de 0,30 par jour.—On l'augmentera de 0,05 tous les 5 jours.

23. Plusieurs points se sont cicatrisés. Les autres ont pris un meilleur aspect.

Le 28 mai, il a des rapports avec une grisette et contracte un chancre sur le côté droit du frein.

Le 31, je dépose sur ce chancre un petit fragment de nitrate d'argent.

Le 2 juin, l'eschare se détache.

Le 6, la petite plaie qui a succédé à cette cautérisation est cicatrisée.

Le 24 juin, l'ulcère serpigineux est cicatrisé, mais il s'est formé vers ses bords, à la partie supérieure et ex-terne, deux petites ulcérations qui persistent. — On pansera ces deux points avec de l'onguent digestif et l'on diminuera graduellement la dose de l'opium.

10 juillet. Le malade prend sa dose d'opium une heure et demi après son repas. Bientôt après il est pris de nau-sées, de malaises et d'une diarrhée qui dure huit jours. Il cesse son traitement pendant ce temps-là et il le reprend ensuite.

Le 26, il commet la même imprudence qui amène de la

fièvre, de la courbature, des malaises généraux et des sueurs abondantes et fétides. Il cesse son traitement.

Le 10 septembre il revient chez moi. Les deux points qui étaient restés ulcérés ne se sont pas cicatrisés. Ils se sont même un peu agrandis. Je fais appliquer sur ces ulcères un emplâtre de Vigo *cum mercurio* d'après la méthode conseillée par M. Vidal (de Cassis), et je prescris de reprendre l'opium à dose croissante.

25 septembre. Le malade a mis l'emplâtre mais n'a pas pris l'opium. — L'ulcération est deux ou trois fois plus étendue qu'avant l'application de l'emplâtre que le malade a laissé quatre jours et qu'il n'a pas renouvelé. Il est plus profond, plus gris, plus irrité et plus douloureux.

Prescription : On reprendra l'usage de l'opium et l'on pansera l'ulcère avec de l'onguent digestif.

25 octobre. L'ulcère ne va pas mieux. Le malade s'est mal soigné et a pris ses remèdes avec beaucoup d'irrégularité.

Je prescris de nouveau l'emplâtre de Vigo, mais je recommande de l'employer comme le conseille M. Vidal (de Cassis), c'est-à-dire, sous forme de bandelettes étroites et imbriquées de manière à intercepter complètement le contact de l'air et d'exercer une légère compression sur les bords de l'ulcère. Ces bandelettes seront renouvelées tous les deux jours.

31 octobre. L'ulcère est moins sensible. Il paraît aller un peu mieux. Ses bords sont un peu affaissés, mais ne se cicatrisent pas.

Depuis six jours la bouche est pâteuse et il y a de la

diarrhée. Le malade prendra chaque jour trois prises de 0,25 c. chacune de sous-nitrate de bismuth.

8 novembre. L'ulcère va plus mal. Il est presque moitié plus étendu qu'avant l'emploi des bandelettes de sparadrap de Vigo. Ses bords sont irrités et largement décollés. — La diarrhée a cessé depuis six jours.

Prescription : 1° On cessera les bandelettes de Vigo ; 2° On prendra chaque jour 0,10 c. d'extrait d'opium , en deux fois ; dans trois jours on en prendra 0,20 c. par jour et trois jours après on en prendra 0,30 cent. par jour ; 3° On pansera l'ulcère avec un mélange de 100 gr. d'eau et de 1 gr. d'opium brut pulvérisé.

17 novembre. L'amélioration est très-manifeste. Les bords de l'ulcère se sont complètement recollés et ne sont plus irrités.

Prescription : Tisane de saponaire sucrée. — Extrait d'opium 0,40 c. par jour, pendant cinq jours et 0,50 c. par jour, pendant cinq autres jours.

27 novembre. L'ulcère a diminué de moitié depuis le 17. Il a pris partout l'aspect d'une plaie simple. Ses bords commencent à se cicatriser. Il n'est nullement douloureux. A son réveil , le malade se trouve quelquefois couché sur son ulcère sans éprouver aucune douleur. La santé générale est très-bonne. Les urines sont très-abondantes et exhalent une odeur forte. — Pas de sueurs.

Prescription : 0,60 c. d'extrait thébaïque par jour. — 3/4 de litre de vin.

Maintenant que j'ai fait connaître les cas dans lesquels

l'opium à haute dose est indiqué, et les effets qu'il produit dans ces cas, il ne me reste plus qu'à rechercher quelle est la manière la plus convenable d'employer ce remède et quelle est l'action intime qu'il exerce sur les parties ulcérées et sur l'ensemble de l'organisme.

1° *Quelle est la manière la plus convenable d'employer l'opium contre les ulcères syphilitiques qui en réclament l'emploi ?*

La préparation à laquelle je donne la préférence est l'extrait gommeux, d'abord parce qu'il est très-facile à administrer et ensuite parce qu'il est plus facile à doser avec précision que la plupart des autres préparations.

On doit toujours commencer par une dose faible, c'est-à-dire par 0,05 ou 0,10 c., pour s'assurer que le malade supporte bien le remède. Il faut ensuite augmenter graduellement et un peu rapidement, par exemple, tous les deux ou trois jours. Lorsque l'augmentation est trop lente les effets que l'on obtient sont beaucoup moins satisfaisants. Ainsi, chez le malade de la quatrième observation, j'aurais certainement obtenu des effets plus prompts et plus complets si j'avais augmenté les doses d'une manière plus rapide ; mais ce malade n'étant pas soumis à mon observation journalière, je pensai qu'il était plus prudent d'agir autrement.

Non seulement il convient d'augmenter les doses du remède à de courts intervalles, mais encore il faut que l'augmentation soit un peu brusque. Lorsqu'on suit ces préceptes, l'économie n'a pas le temps de s'habituer à l'action du remède qui, dès lors, exerce sur elle des modifications plus rapides et plus profondes.

On doit ainsi augmenter les doses jusqu'à ce que l'effet thérapeutique soit obtenu. Lorsque les ulcères se couvrent de bourgeons charnus et tendent de tous côtés vers la cicatrisation, on peut cesser d'augmenter les doses ; et puis, lorsqu'ils ont pris partout l'aspect d'une plaie simple, il faut prendre une marche rétrograde et diminuer plus ou moins rapidement pour cesser enfin la médication lorsque tout est cicatrisé.

Cependant, si quelque complication vient mettre obstacle aux progrès de la cicatrisation, comme cela eut lieu chez le malade de l'observation N° 3, il importe de savoir que l'opium ne peut rien contre elle et qu'il faut la combattre par d'autres moyens. Faute de suivre ce précepte, on risque de perdre beaucoup de temps et de faire prendre au malade de grandes quantités d'opium dont il n'a plus besoin.

Il importe beaucoup de ne pas donner l'opium à dose trop fractionnée. Son action trop souvent répétée sur l'estomac, le tient, presque en permanence, dans un état d'engourdissement qui ne lui laisse pas la faculté ni le temps d'accomplir convenablement la digestion. Le mieux, c'est de faire prendre la quantité de chaque jour en deux doses égales, une le matin et une le soir. Chaque dose doit être prise le plus loin possible du repas, c'est-à-dire, au moins deux heures avant et quatre heures après. Cependant, le temps qu'il faut laisser après le repas doit varier suivant la quantité et la qualité des aliments qui ont été ingérés. Ce qui est indispensable c'est que la digestion soit bien achevée lorsque le remède arrive dans l'estomac.

Si ce précepte n'est pas rigoureusement suivi, il faut s'attendre à des accidents plus ou moins sérieux. Le plus ordinaire est une indigestion qui s'accompagne de nausées, de vomissements, de diarrhée, de sueurs abondantes et fétides, de prostration, de céphalalgie, etc. Ces indigestions laissent après elles des malaises de plusieurs jours de durée, pendant lesquels on est forcé de cesser la médication, et elles réagissent sur les ulcères qui prennent un moins bon aspect et perdent un peu des progrès qu'ils avaient faits vers la cicatrisation.

Au bout de quelques jours de l'usage de l'opium l'estomac s'engourdit quelquefois, devient paresseux et alors la digestion se fait lentement et s'accompagne de nausées. Cet inconvénient est très-facilement évité en recommandant aux malades de boire du vin à leurs repas, en quantité proportionnelle à la dose d'opium qu'ils emploient. Ainsi, lorsque la dose est portée à un gramme ou environ, je recommande de boire de demi-litre à un litre de vin par jour. Non seulement le vin maintient l'intégrité des fonctions de l'estomac, mais il exerce aussi une action analogue sur les autres organes. Ainsi la constipation, qui est la conséquence si ordinaire de l'emploi de l'opium, est à peu près sûrement évitée par ce moyen. L'assoupissement et le sommeil exagéré ne s'observent qu'exceptionnellement chez les malades qui font usage à la fois d'opium et de vin dans des proportions convenables. Le vin m'a paru être le correctif indispensable de l'opium donné à haute dose. Ces deux moyens semblent agir en sens inverse l'un de l'autre. Si l'opium stupéfie les organes , le vin est un stimulant qui aiguillonne et réveille leur action. Si l'un diminue les sécrétions et dessèche les membranes muqueuses , l'autre, par son action expansive, stimule les vaisseaux capillaires, les fait sortir de leur torpeur et rétablit l'exhalation .

Si, malgré les précautions que je viens d'indiquer, la tête devenait lourde et douloureuse ; si les conjonctives s'injectaient , s'il survenait, en un mot , des phénomènes de congestion cérébrale, il faudrait se hâter de cesser l'emploi de l'opium, promener la moutarde sur les membres inférieurs, et voir s'il n'y a pas lieu d'appliquer des sangsues à l'anus ou de pratiquer une saignée générale.

S'il survient de la diarrhée, ce qui est rare lorsque le vin est employé concurremment avec l'opium, il faut aussi suspendre le traitement. Si elle persiste, il faut savoir qu'elle ne cédera pas aussi facilement qu'une diarrhée ordinaire , et que, selon toute probabilité, les astringents seront impuissants pour la combattre. Le moyen qui en triomphera le mieux ce sera l'ipécacuanha à dose vomitive mais fractionnée.

2o Quelle est l'action intime de l'opium sur les parties ulcérées et sur l'ensemble de l'organisme?

Nous avons vu que chez tous les malades auxquels j'avais administré l'opium à haute dose la constitution s'était rapidement amélioiée. Il est donc évident que, dans les cas où il est indiqué, ce médicament exerce une action puissante sur l'ensemble de l'organisme. Sous son influence, combinée avec celle du vin, les fonctions se régularisent et s'accomplissent avec plus de plénitude : la digestion introduit dans le sang une plus grande quantité de principes réparateurs et le sommeil, plus calme, plus profond et non interrompu par l'aiguillon de la douleur, permet à la nutrition de s'opérer sans obstacle et de réparer rapidement, dans tous les tissus, les pertes que la suppuration, les digestions imparfaites, les insomnies et la douleur leur avaient fait éprouver.

On conçoit aisément que ces modifications importantes que l'opium à haute dose imprime à l'ensemble de l'organisme, doivent exercer une influence favorable sur la marche de l'ulcération serpigineuse. En fortifiant l'économie entière on la rend plus apte à réagir, contre les causes de destruction et à opérer des phénomènes réparateurs. Cela est incontestable, mais cela suffit-il pour expliquer les modifications si rapides que présentent ces ulcères sous l'influence de l'opium? Je ne le pense pas et je crois qu'il faut admettre que ce remède exerce sur les parties ulcérées elles-mêmes une action particulière. Mais si cette action est évidente, il est bien difficile, pour ne pas dire impossible, de l'apprécier exactement. A-t-elle pour effet de neutraliser le virus? Cela n'est pas admissible, car l'opium appliqué localement sur des surfaces chancreuses, ne modifie pas sensiblement les qualités du pus sécrété par ces surfaces et ne lui fait pas perdre ses propriétés virulentes. Les ulcères, serpigineux cessent cependant peu à peu de sécréter du pus virulent, à mesure que l'économie s'imprégne de quantités plus ou moins grandes d'opium, mais cette disparition du virus, cette transformation du chancre en plaie simple, peut se comprendre sans faire intervenir une action neutralisante directe de l'opium. Ce médicament abat la sensibilité des parties ulcérées, apaise les douleurs dont elles sont le siége, fait tomber l'éréthisme des parties environnantes ; fait disparaître, en un mot, les conditions vitales et organiques inconnues qui favorisent le phagédénisme et la production presque indéfinie du pus virulent. Ces conditions abolies, l'ulcère se trouve transformé, par cela même, en chancre simple, et alors, comme ce dernier, il cesse peu à peu de fournir du pus virulent, se couvre de bourgeons vasculaires de bonne nature et se termine enfin par une bonne cicatrisation.

9 782014 107647